QUELQUES RECHERCHES

SUR LES

HELMINTHES CESTOÏDES DE L'HOMME

EN COCHINCHINE

précédées d'un coup d'œil sur les caractères généraux

ET LA DISTRIBUTION GÉOGRAPHIQUE

DES TÉNIADÉS ET DES BOTHRIOCÉPHALIDÉS

PAR

J.-B. CANDÉ

DOCTEUR EN MÉDECINE DE LA FACULTÉ DE PARIS

Médecin de 2e classe de la marine

Médecin aide-major

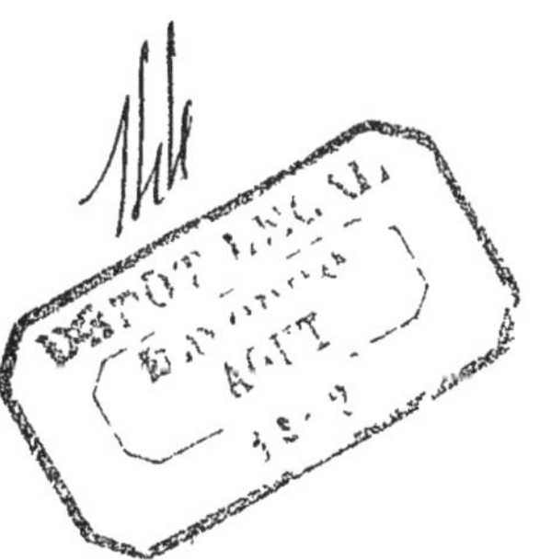

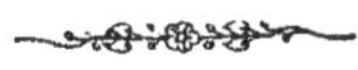

PARIS

ALPHONSE DERENNE

52, Boulevard Saint-Michel, 52

1882

QUELQUES RECHERCHES

SUR LES

HELMINTHES CESTOÏDES DE L'HOMME

EN COCHINCHINE

précédées d'un coup d'œil sur les caractères généraux

ET LA DISTRIBUTION GÉOGRAPHIQUE

DES TÉNIADÉS ET DES BOTHRIOCÉPHALIDÉS

PAR

J.-B. CANDÉ

DOCTEUR EN MÉDECINE DE LA FACULTÉ DE PARIS

Médecin de 2ᵉ classe de la marine

Médecin aide-major

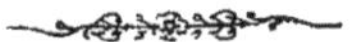

PARIS

ALPHONSE DERENNE

52, Boulevard Saint-Michel 52

1882

A MES PARENTS

A MES MAITRES

A MES AMIS

A M. P. MÉGNIN

Lauréat de l'Institut
Membre de la Société de Biologie, etc.

M. LE PROFESSEUR LABOULBENE

CARACTÈRES GÉNÉRAUX

ET DISTRIBUTION GÉOGRAPHIQUE

DES HELMINTHES CESTOÏDES DE L'HOMME

« Les cestoïdes peuvent être rangés parmi les plus dégradés de tous les animaux. Leur corps est parenchymateux, c'est-à-dire qu'ils n'ont point de cavité générale ; ils sont dénués d'organes de respiration, de circulation, de digestion et d'organes des sens ; le système nerveux est rudimentaire, si même il existe ; à part un organe de dépuration, consistant en canaux plus ou moins ramifiés, tout l'organisme se résume dans l'appareil de la reproduction.

« Le corps aplati de ces vers est plus ou moins distinctement annelé et graduellement aminci vers l'une de ses extrémités, laquelle est fixée dans les parois de l'intestin ; par l'autre extrémité, le ver flotte librement, dirigé d'avant en arrière, dans le sens du cours des matières intestinales, comme les herbes des ruisseaux qui flottent au gré du courant » (Davaine, Diction. des sciences médicales).

Van Beneden, dans sa Zoologie médicale, divise les cestoïdes en six familles : les caryophillidés, les phyllobotridés, les tétrarhynchidés, les ligulidés, les bothriocéphalidés et les téniadés.

Les cestoïdes de l'homme appartiennent exclusivement a..x deux dernières familles.

« Les bothriocéphalidés sont caractérisés par l'existence d'un orifice génital femelle sur la ligne médiane de la face et non à la marge des anneaux. Le scolex est creusé de deux ventouses et n'est point pourvu d'un rostre entouré de crochets. La famille des bothriocéphalidés est très nombreuse en espèces qui existent surtout chez les poissons ; quelques unes se trouvent chez les mammifères.

« Les téniadés ou cyclophylles ont le scolex pourvu de quatre ventouses opposées et assez souvent d'un rostre portant une double couronne de crochets. Le strobila annelé offre les orifices génitaux à la marge des anneaux. Les nombreuses espèces qui composent cette famille se trouvent principalement chez les mammifères et les oiseaux. » (Van Beneden, *in loco citato*).

Trois espèces de bothriocéphalidés ont été observées chez l'homme. L'une, de beaucoup la plus commune, est connue sous le nom de « Botriocephalus latus » ; observée et décrite par les médecins depuis plusieurs siècles, elle a été l'objet, il y a une vingtaine d'années, de nombreux travaux qui nous ont fait connaître son organisation et plusieurs phases de son développement.

Le bothriocéphale large n'existe en Europe que dans certaines contrées assez limitées. Il est commun dans quelques cantons de la Suisse, à Genève surtout, où, d'après d'Odier, le quart des habitants en subissent les atteintes. Il existe encore communément dans le nord et le nord-ouest de la Russie, en Suède et en Pologne. En Allemagne il se montre dans la Prusse occidentale, dans la Poméranie, à Hambourg, à Berlin, et dans la Hesse-Rhénane. Il est presque inconnu en Angleterre. Davaine l'a quelquefois vu à Paris, chez des Suisses, ou chez des Français qui avaient séjourné à Genève. Une autre espèce « Botriocephalus cordatus », très rare, existe au Groënland, et se trouve aussi chez le chien, le phoque et le morse. Enfin, une troisième espèce « Bothriocéphalus cristatus », a été observée en France et décrite par Davaine.

Jusqu'à présent le bothriocéphale n'a jamais été observé d'une manière certaine hors d'Europe, si ce n'est sur des voyageurs qui l'avaient emporté avec eux.

M. le professeur Laboulbène, dans une communication à la *Société médicale des hôpitaux* (séances des 13 oct. et 3 nov. 1876), a donné un résumé sommaire des divers ténias observés chez l'homme.

« Les ténias observés chez l'homme, dit-il, dans nos climats et ceux du continent américain, sont assez nombreux. Plusieurs n'ont encore été trouvés qu'en partie, et sans la tête ou scolex, aussi leur détermination est-elle incomplète.

« On peut les diviser en ténias à tête pourvue de crochets ou Echinoténiens, et à tête dépourvue de ces organes ou Gymnoténiens : le ténia solium ou armé et le ténia inermis forment les types de ces deux divisions. »

Le même auteur décrit ensuite brièvement : 1° le ténia solium ; 2° le ténia nana ; 2° le ténia flavo-punctata ; 4° le ténia-madagascariensis ; 5° le ténia cucumerina ; 6° le ténia echinococcus ; 7° le ténia inermis et 8° le ténia nigra ; puis

il rapproche du ténia inermis plusieurs ténias incomplète-
ment connus, comme le ténia du Cap de Bonne Espérance,
le ténia lophosoma, le ténia abietina et enfin le ténia fusa,
de Léon Colin, ou Bothriocephalus tropicus de Schmidmüller.

La géographie du ténia armé ou ténia solium, est circonscrite, dit Léon Colin (1) (*traité des maladies épidémiques*), beaucoup plus circonscrite même que le cysticerque armé du porc dont cependant provient ce cestoïde.
Les recherches modernes, notamment celles de Delpech,
de Davaine ont démontré combien est commune la ladrerie
du porc, puisqu'on la rencontre à peu près en tout
pays, combien elle est ancienne, puisqu'elle a été visée
par certaines interdictions de la loi de Moïse, et que dès
1350, les ordonnances royales témoignaient de la connaissance banale de la lésion anatomique la plus constante,
l'existence des vésicules sublinguales. Mais le ténia armé
qui en résulte pour l'homme, est, à la surface du monde,
infiniment plus rare que le ténia inerme ou médiocanellata.
Ce n'est qu'en certaines villes de l'Europe (Dresde, Erlan-
gen, Copenhague), que le nombre des ténias armés l'em-
porte, et de peu, sur celui des ténias inermes. Sans doute,
cette prédominance locale tient à l'insuffisance relative de
la cuisson, en Allemagne et en Danemark, de la viande
de porc ; il en est à cet égard du ténia armé, comme de
la trichine. Signalons sa grande fréquence en Islande.

C'est au ténia inerme que reviennent la plupart des en-

---

1. A qui nous empruntons presque textuellement la plus grande
partie des détails sur ce point.

démies attribuées jusqu'ici au ténia armé. Presque partout s'établit chaque jour la prédominance du ténia inerme. Son étude dans les différentes armées a permis à Léon Colin d'en déterminer la fréquence en certains pays éloignés où l'on soupçonne à peine son endémicité, vu l'indifférence des indigènes qui regardent la présence de ce parasite comme une garantie de santé.

Les médecins militaires Egyptiens ont constaté combien était commun le ver solitaire dans les troupes de leur nation, spécialement chez les soldats d'origine abyssinienne qui ne font du reste que partager à cet égard, la réceptivité de la population civile de co pays.

L'armée anglaise, grâce à la diversité et au nombre de ses garnisons, grâce aussi aux rapports des ses médecins, permet de comparer la fréquence de ces helminthes dans les Indes orientales avec leur rareté extrême dans les ports de la Grande-Bretagne. Gordon dit qu'à Peichaver, ville du Penjaub, il suffit de deux ans de séjour dans les régiments anglais pour qu'un homme sur trois soit atteint du ténia. Il en est de même dans les possessions hollandaises voisines de l'Indoustan. A Java, d'après Schmidmüller, le ver solitaire est très commun, surtout chez les soldats nègres.

Quant à l'armée française, elle a rarement été atteinte de cet helminthe, soit en France même, soit dans ses campagnes en Europe. Les anciennes guerres d'Espagne, d'Allemagne, de Russie, comme les guerres plus modernes de Crimée et d'Italie, n'ont occasionné aucun développement notable épidémique de cette affection parasitaire.

C'est dans les autres parties du monde que nos soldats en ont surtout été atteints, mais à un degré de fréquence différent pour chacune d'elles. Ainsi, peu de cas pendant la campagne du Mexique, ce qui ne veut pas dire que le ténia soit rare dans le nouveau monde, attendu qu'il est très commun au Brésil. Atteintes nombreuses, au contraire, en Asie et en Afrique. Pour l'Asie, nous en avons des preuves nombreuses : 1° durant l'expédition de Chine où beaucoup de soldats et d'officiers l'ont contracté; 2° pendant la campagne de Syrie, où notre armée a été véritablement infectée de ténias.

M. le médecin principal Foiret, dans ses indications sur la topographie médicale du Tonquin (arch. de médec. navale, octobre 1878), signale la présence du ténia au Tonquin, sans en indiquer la fréquence.

Nous ne savons rien de la présence des cestoïdes au Japon et aux Iles Philippines; les travaux des Drs Maget et Taulier, médecins de la marine, sont muets à ce sujet.

M. le médecin en chef Bérenger-Féraud, dans son traité clinique des maladies des Européens au Sénégal, présente des relevés statistiques fort intéressants d'après lesquels les atteintes du ténia sont communes dans les postes de notre colonie de l'ouest de l'Afrique.

Boudin et plusieurs autres médecins militaires ont démontré la fréquence du ténia en Algérie, où, d'après Léon Colin, il y a cent fois plus de chances de contracter la maladie qu'en France.

Autant sont fréquentes les deux espèces de ténias dont nous venons d'esquisser la distribution géographique, autant sont rares les autres espèces que nous avons dit, d'après M. Laboulbène, avoir été rencontrées chez l'homme.

Ainsi, le ténia lophosoma, décrit par Cobbold, existe

seulement dans le muséum de Midlesex Hospital, sans qu'on sache exactement d'où il provient.

Quant au ténia nana, il a été trouvé par Bilharz en Egypte, dans l'intestin grêle d'un jeune homme mort de méningite. D'une espèce inconnue jusqu'alors, il n'a jamais été retrouvé depuis.

Le ténia flavo-punctata, ou ténia à taches jaunes, a été observé en Amérique par le Dʳ Ezra Palmer qui le donna au musée d'anatomic pathologique de Boston.

Il existe un spécimen de ténia elliptica à l'Institut d'anatomie comparée de Halle.

M. le Dʳ Grenet, chef du service de santé à Mayotte, ayant eu l'occasion d'observer deux ténias rendus par de jeunes enfants et qui offraient des caractères particuliers, en envoya les fragments à M. Leroy de Méricourt; celui-ci les communiqua à Davaine qui les a décrits sous le nom de ténias madagascariensis.

Nous ne parlons pas du ténia du Cap de Bonne-Espérance rendu par un Hottentot, ni du ténia abietina, évacué par un indien Chippeway, parce que ce ne sont là, au dire des auteurs, que des variétés du ténia inerme.

Quant au ténia nègre, il a été observé une seule fois par M. Laboulbène, sur un homme d'une soixantaine d'années d'une constitution vigoureuse, très intelligent, né en France, ayant séjourné très longtemps dans les États-Unis d'Amérique. — La femme de ce malade assura à M. Laboulbène que les négresses de la contrée qu'ils habitaient rendaient souvent des vers noirs.

PRÉSENCE DES HELMINTHES CESTOÏDES DE L'HOMME

EN COCHINCHINE.

LEUR FRÉQUENCE CROISSANTE DEPUIS QUELQUES ANNÉES.

ESPÈCES QU'ON Y RENCONTRE.

Nous venons de voir, en étudiant la distribution géographique des helminthes cestoïdes de l'homme, que le ténia avait été fréquemment observé dans l'armée Anglaise des Indes, dans l'armée hollandaise de Java, ainsi que dans l'armée française pendant la campagne de Chine; il était donc à présumer que nos troupes, en venant s'installer dans la Basse-Cochinchine, présenteraient de nombreux cas d'atteintes de ce ver. Il n'en fut rien cependant, si 'on s'en rapporte à l'auteur de la relation médico-chirurgicale de la campagne de Cochinchine en 1861-62 (*in recueil de mémoires de médecine militaire*, t. XIV, 3e série). Suivant Didiot, en effet, pendant les deux premières années de l'occupation française, sur un effectif moyen de 2500 hommes, un seul malade est entré aux hôpitaux atteint de ténia.

L'absence à peu près complète de ténia en Cochinchine, signalée par Didiot, coïncidant avec la rareté relative de ce cestoïde à Calcutta et dans tout le Sud et l'Est de l'Hindoustan, avait amené Léon Colin à en conclure à sa diminution progressive à mesure qu'on se rapproche des limites Sud-Est du continent asiatique. L'éminent professeur du Val-de-Grâce ne tarda pas à s'apercevoir que sa conclusion avait été un peu prématurée ; aussi, dans son Traité des maladies épidémiques ajouta-t-il un correctif en avertissant qu'il ne fallait pas la regarder comme absolue, parce que des observations ultérieures étaient venu l'infirmer. Léon Colin cite, à ce propos, en note, une correspondance particulière de M. Dr Talairach, médecin principal de la marine, d'après lequel le ténia est devenu fréquent en Cochinchine.

M. le Dr Talairach était en Cochinchine en 1874-75 ; or, depuis cette époque, le ténia n'a fait qu'augmenter de fréquence dans notre colonie. C'est du moins ce qui ressort des statistiques en dépôt aux Archives du Conseil de Santé, à l'hôpital de Saigon.

Du reste, voici les faits tels qu'ils sont relatés par Didiot et tels qu'ils sont consignés dans les statistiques dont nous venons de parler.

D'après Didiot, en 1861-62, sur un effectif moyen de 2,500 hommes, un seul cas de ténia.

Les statistiques donnent pour les années suivantes :

1863	Effectif moyen :	7464.	Cas de Ténias :	8
1864.		9233.		11
1865.		7665.		6
1866.		7835.		10
1867.		7783.		12
1868.		8229.		6
1869.		8044.		10
1870.		6183.		15
1871.		4745.		16
1872.		4730.		26

1873	. , ...	4626	. . . .	18
1874	. . . .	4674	. . . .	61
1875	. . . .	4723	. . . . . . , . . .	92
1876	. . . .	5031	. . . .	94
1877	. . . .	5273	. . . .	116
1878	. . . .	5508	. . . .	102
1879	. . . .	5457	. . . .	86

La simple inspection des chiffres précédents démontre que le ténia, rare au début de la conquête, est devenu dans ces dernières années d'une très grande fréquence. Encore ces chiffres n'expriment-ils qu'une partie des cas qui se présentent réellement. En effet, même à l'hôpital il arrive de temps en temps qu'un homme soigné pour une affection quelconque est traité accidentellement pour ténia, dont les statistiques sus-citées ne tiennent pas compte. Mais il arrive surtout fréquemment que des Européens, comptant dans l'effectif moyen, se font traiter à domicile sans qu'il en soit tenu le moindre compte à l'hôpital.

Nous avons cherché à savoir si le nombre des atteintes ne variait pas avec les saisons, car il nous avait semblé remarquer une plus grande fréquence durant la saison sèche. Les chiffres que nous avons obtenus n'ont pas beaucoup éclairci la question, car ils ne donnent pour chaque trimestre qu'une différence insignifiante. Qu'on juge plutôt : Premier trimestre : 187, deuxième trimestre 197, troisième trimestre : 184, quatrième trimestre 201.

Tout autre a été le résultat de nos recherches quand nous avons comparé les cas de ténias traités à l'hôpital de Saïgon, avec ceux traités dans les différents points de la Cochinchine. Ainsi, jusqu'en 1867, pas un seul cas n'a été signalé dans les postes. Depuis cette époque le nombre des atteintes a varié ; jusqu'en 1874, il a été de 3 et 4 par an ; depuis 1874 il a monté à peu près progressivement jusqu'à 32.

Notons en passant que l'augmentation du nombre des atteintes s'est fait sentir la même année à Saïgon et dans les provinces ; jusqu'en 1874 on avait regardé cette affection comme sporadique ; c'est depuis cette époque seulement que tous les médecins de la colonie la rangent sous la rubrique « endémique. »

Ce n'est qu'accidentellement que certains médecins ont été amenés à rechercher l'espèce des ténias qu'ils avaient à traiter. C'est dans une note sur les parasites de la dysenterie de Cochinchine (arch. de méd. navale, juin 1879), que le Dr Breton a écrit ceci. « Souvent, en Cochinchine, on constate la présence de deux ténias sur le même sujet, et quelquefois de trois. Ces animaux sont le plus souvent inermes. Deux cas de ténias à crochets ont été observés dans le service de M. Lucas, médecin en chef. » C'est tout naturellement que notre sujet nous a amené à traiter ce point. Commençons par dire que le résultat auquel nous sommes arrivé ne diffère du résultat obtenu par le Dr Breton qu'en ce qu'il le complète. Nos recherches ont porté sur une trentaine de cas. Nous n'avons rencontré le ténia à crochets que cinq fois. Une fois nous avons rencontré chez le même sujet (service de M. Dugé de Bernonville, médecin en chef), onze ténias, tous inermes, mais de longueur différente. Une autre fois nous fûmes assez heureux pour rencontrer un ténia présentant des particularités fort intéressantes. Nous l'avons rapporté de Cochinchine en France, dans l'intention de le montrer à nos juges, à l'appui de notre description.

Le fragment que nous possédons mesure 30 centimètres. La tête qui a été séparée pour un examen microscopique, à l'école de médecine navale de Rochefort, a malheureusement été perdue par suite de la négligence d'un infirmier; nous la décrirons néanmoins telle qu'elle était. L'animal entier avait une longueur approximative de 4 à 5 mètres d'après le porteur, M. D..., conseiller à la cour d'appel de Saïgon.

La tête de ce ténia portait quatre ventouses, sans rostre ni crochets. Le cou faisait complètement défaut, car on ne peut appeler ainsi une partie qui mesure 2 ^{mm} de largeur près de la tête, 6 ^{mm} à une distance de 15 centimètres et 10 ^{mm} à une distance de 30 centimètres. La hauteur des anneaux est de 1/2 ^{mm} près de la tête, de 1 ^{mm} à une distance de 15 centimètres et de 1 ^{mm} 1/2 à une distance de 30 centimètres. L'épaisseur des anneaux est considérable car elle atteint 2 ^{mm} 1/2 à une distance de 30 centimètres. Les organes genitaux sont bien développés, à pores marginaux alternes, mais ne contiennent pas encore d'œufs.

M. Mégnin à qui nous avons communiqué ce cas, nous a montré un ténia absolument semblable, qu'il conserve dans sa riche collection, et qu'il a observé le 20 décembre 1879 chez un militaire, à l'hôpital de Vincennes. M. Mégnin se propose de décrire prochainement ces deux cas, observés dans des conditions très-dissemblables et dans des pays fort éloignés, comme des *formes aberrantes du ténia inerme.*

Les autres ténias observés par nous étaient tous inermes.

Nota. — Il paraît que le ténia est très-fréquent *chez les Annamites.* C'est du moins ce que nous ont affirmé maintes fois les indigènes employés à l'hôpital comme infirmiers. Quelle est l'espèce de cestoïde qui atteint ce peuple ? Nous l'ignorons, et cependant nous avons activement cherché à le savoir. Connaissant la façon de vivre de cette population dont le fond de la nourriture est le porc, le riz et le poisson, il eût été important pour nous d'être fixé sur ce point. Malheureusement les Annamites nous connaissent encore trop peu pour réclamer le secours des médecins européens en pareil cas, c'est ce qui explique comment depuis le 1er janvier jusqu'au 20 novembre 1881, nous n'avons pas rencontré un seul cas de ténia soit à la Léproserie de Phu-mi, soit à l'hôpital indigène de Choquau où l'on ne traite guère que des affections chirurgicales en présence desquelles les médecins indigènes se déclarent impuissants.

Nous osons espérer qu'une pareille lacune sera comblée un jour par quelque collègue plus heureux que nous.

Maintenant que nous connaissons les diverses espèces de cestoïdes existant en Cochinchine, il nous importe de savoir quelles sont les ressources bromatologiques de ce pays, car les aliments et les boissons sont les seules voies possibles d'introduction de ces animaux dans le tube digestif de l'homme.

L'Européen, émigré en Cochinchine, a aujourd'hui à sa disposition des ressources bromatologiques assez variées, grâce aux communications relativement promptes et faciles de ce pays avec les pays voisins ou plus en moins éloignés ; mais, par elle-même, notre colonie de l'Extrême-Orient est encore actuellement incapable de donner satisfaction complète aux exigences de nos estomacs occidentaux. Nous allons examiner successivement les substances alimentaires fournies par les trois règnes, en vente sur le marché de Saïgon, en ayant soin d'indiquer leur provenance et le résultat de leur examen au point de vue qui nous occupe, c'est-à-dire, au point de vue parasitaire.

I. — *Animaux utilisés pour l'alimentation.*

A. *Mammifères.* — *1° Espèce bovine.* — Le bœuf ou

taureau châtré, la vache impropre à la reproduction, le veau et le buffle, sont les seuls ruminants qui paraissent sur les tables européennes. Le bœuf qui sert à la consommation en Cochinchine, est loin de ressembler, comme taille et comme chair, au bœuf normand, choletais, charolais, manceau, périgourdin, du Marais, etc., de durham ou de toute autre race étrangère; mais il n'atteint point non plus, à moins d'exception, la petitesse et la maigreur de ceux que nous avons eu plus d'une fois l'occasion d'examiner à la boucherie de l'administration de Toulon. Il est devenu assez rare dans la colonie, et les provinces de Trambang, de Tayninh, qui nous approvisionnaient au début de l'occupation, sont devenues, depuis longtemps déjà, insuffisantes pour fournir à l'administration de Saïgon. Depuis plus de 15 ans, en effet, et l'occupation date de 20 ans, on est obligé de demander aux contrées voisines du Cambodge et du Laos, le contingent nécessaire à notre approvisionnement.

Cependant pour ne pas être entièrement à la merci de nos voisins et pour éviter un dépeuplement complet de notre territoire, le gouvernement de Cochinchine a pris une sage mesure en interdisant d'une façon formelle l'abattage des génisses et des vaches ayant moins de neuf ans d'âge. Il est évident que la vache abattue dans ces dernières conditions fournit une viande inférieure; mais encore la qualité de celle-ci est-elle supérieure à celle du taureau que l'Administration admet, pour un tiers depuis septembre 1880, sur une réclamation motivée du fournisseur. Le veau, généralement mal nourri et très âgé, donne une chair rouge et non savoureuse, qui n'entre que pour une faible proportion dans l'alimentation européenne ;

2° *Espèce ovine*. — La température constamment élevée de la Cochinchine et l'humidité du sol ne permettent pas au mouton d'y vivre. Les bouchers et fournisseurs tont obligés d'en faire venir d'Aden et surtout de Shang-Haï pour la consommation des particuliers ;

3° *Pachydermes*. — Le sanglier, ou cochon sauvage, existe en grande quantité dans les hauteurs du cap Saint-Jacques et de Baria, dans la montagne de Tayninh et dans plusieurs points de la colonie ; on le voit figurer assez fréquemment sur les tables, surtout dans les hôtels et dans les restaurants. Quant au porc, c'est avec le riz et le poisson, le fond de la nourriture des Indigènes et des Chinois, l'Européen n'en mange que rarement à cause de la répugnance qu'il éprouve pour cet animal que les Annamites engraissent avec dévotion, jusqu'au point de lui rendre la marche impossible ;

4° *Genre cervus*. — Le cerf, le chevreuil, le con nai, le con manh, sont loin d'être rares dans les arrondissements boisés et élevés ; c'est le gibier de choix des chasseurs cochinchinois ;

5° La classe des *rongeurs* fournit en petit nombre, le lièvre et le lapin qui n'offrent pas du reste la chair savoureuse et tendre de ceux que l'on mange en Europe. L'agouti est fréquemment servi pour du lièvre.

Voici la quantité d'animaux appartenant à la classe des mammifères, abattus à Saïgon pendant 1879 :

11,557 porcs ; 6,155 bœufs ou vaches hors d'âge ; 434 buffles ; 757 veaux ; 670 moutons et 1 chèvre.

Total : **19,574** têtes de bétail, pesant ensemble **1,604,877** kilogrammes (chiffres communiqués par M. Corroy).

L'abattoir de Saïgon étant situé tout à fait en dehors de la ville, conformément aux lois d'une sage hygiène, et l'abattage des bœufs ayant lieu un peu avant la fin de la grande chaleur de la journée, nous n'avons pu assister qu'un petit nombre de fois à l'habillage de ces animaux. Sur une centaine de sujets que nous avons examinés, nous n'avons trouvé aucune trace de cysticerque. La chose ne nous a nullement surpris, vu le petit nombre de nos investigations ; mais M. Corroy, vétérinaire en premier de notre armée, inspecteur des viandes de boucherie à Saïgon, nous a enlevé tout espoir de succès en nous affirmant que depuis huit ans qu'il visite l'abattoir, il n'a jamais trouvé le moindre cysticerque dans la viande de bœuf.

C'est également sans succès que nous avons examiné la viande de sanglier qui a été soupçonnée sinon explicitement accusée par un médecin d'Afrique de lui avoir communiqué le ténia inerme (Léon Colin, *in traité des malad. épid.*), et qui a été accusée par d'autres de communiquer le ténia solium.

Nous n'avons pas été plus heureux dans notre examen de la viande de porc. Cependant il y a des cochons ladres en Cochinchine ; M. Corroy nous a dit avoir été plusieurs fois obligé de condamner de la viande de porc pour cause de ladrerie ; seulement, n'ayant pas consigné ses observations à ce sujet, il n'a pu nous donner le chiffre, même approximatif, des cas qu'il a rencontrés.

A cela se sont bornées, nous l'avouons très humblement, toutes nos observations. Nous n'ignorons pas qu'elles sont fort incomplètes, mais notre départ de la colonie nous a empêché de continuer ce que nous avons eu le malheur de commencer trop tard.

B. *Oiseaux*. — On trouve en Cochinchine un très grand nombre de variétés d'oiseaux appartenant tant aux espèces domestiques qu'aux espèces sauvages. La poule avec ses produits : l'œuf et le poulet, constitue le plat de résistance des Européens vivant dans les postes et souvent même à Saïgon. Le canard, l'oie et le pigeon sont également très fréquents. Le faisan, la perdrix, la bécassine, etc. etc. ne paraissent guère que sur les tables privilégiées.

C. *Reptiles*. — On ne mange guère que la grenouille verte, appartenant à l'ordre des batraciens. Les tortues terrestres et maritimes se trouvent en assez grande quantité, surtout à Hatien ; mais quoique comestibles, on ne les utilise que bien rarement pour l'alimentation ; on ne les pêche que pour leurs magnifiques écailles.

D. *Poissons*. — Espèces marines, espèces fluviales, se trouvent en très grand nombre dans notre colonie et sur ses côtes ; mais la température en rend la conservation extrêmement difficile. Européens et Asiatiques en font néanmoins une grande consommation. Il est une espèce d'alose que l'on ne trouve dans les fleuves qu'à une certaine époque de l'année et qui est surtout recherchée à cause de la saveur de sa chair : c'est le clupea, appelé par les Annamites Cà chay. Le Clupea ilisha se rencontre à l'embouchure des fleuves, le Clupea toli se rencontre plus haut, au niveau de Mytho, Vinh-long Sadec, etc.

E. *Mollusques*. — Les petites huîtres du Cap Saint-Jacques et de Poulo-Condore font plaisir lorsqu'elles sont bien fraîches ; il est fâcheux qu'elles s'altèrent très rapidement et que souvent elles soient remplacées sur le marché par les huîtres de palétuviers. On ne sert que très rarement des moules.

F. *Crustacés*. — Les crabes et les crevettes sont de qualité inférieure ; les langoustes sont meilleures ; on s'en procure assez facilement.

Nous ne dirons rien de l'examen de ces différentes classes d'animaux entrant dans l'alimentation, qui, à part, les poissons, n'ont jamais, que nous sachions, été accusés de favoriser la propagation des cestoïdes chez l'homme.

II. — *Végétaux utilisés pour l'alimentation.*

A. *Céréales*. — Le riz est à peu près la seule des céréales cultivées en Cochinchine qui serve à la nourriture de l'Européen. Toutes les farines sont importées.

B. *Légumes*. — Depuis un certain nombre d'années, la culture maraîchère prend un développement de plus en plus considérable dans les environs de Saïgon, et aujourd'hui la route haute de Cholon à Saïgon est presque exclusivement bordée de jardins potagers.

On y trouve une assez grande variété de légumes dont la qualité laisse malheureusement beaucoup à désirer. Citons, parmi les féculents, diverses espèces de fèves et de haricots, les patates douces et l'igname ; parmi les mucilagineux, les carottes ordinaires, les betteraves et les navets ; enfin les choux, aubergines, asperges, laitues, chicorée, oseille, tomate, etc... parmi les herbacés.

C. *Fruits*. — Tous ceux communs aux pays intertopicaux s'y trouvent en abondance. Citons au hasard : la mangue, le mangoustan, l'ananas, les variétés innombrables d'oranges et de bananes, le citron, la pomme cannelle, etc., etc.

Une *remarque* importante à propos des *légumes*. La culture maraîchère trouve, dans notre colonie, trois obstacles très sérieux. C'est d'abord le manque d'eau pendant la saison sèche ; c'est ensuite l'ardeur du soleil brûlant auquel la végétation ne résiste qu'avec la plus grande difficulté ; c'est enfin le manque d'engrais.

On a remédié à ces divers obstacles : 1° en creusant des puits nombreux dans l'enceinte même des potagers ; 2° en établissant de légères toitures en paillote destinées à empêcher les rayons brûlants du soleil d'arriver sur la jeune plante ; 3° en arrosant les légumes avec les matières fécales prises dans le dépotoir de la ville et préalablement délayées. — Nous montrerons plus tard les inconvénients de ce dernier moyen.

D. *Condiments*. — Ce serait ici le lieu de les décrire ; mais comme il nous importe peu de les connaître au point de vue qui nous occupe, nous nous contenterons de dire qu'ils sont très nombreux en Cochinchine et qu'on en use largement comme dans tous les pays chauds où les fonctions digestives ont besoin d'être stimulées.

III. — *Minéraux utilisés pour l'alimentation.*

Nous ne ferons que nommer le sel marin qui rentre d'ailleurs dans la classe des condiments.

IV. — *Boissons*

Comme boisson il ne peut être évidemment question ici que de l'eau.

L'eau consommée en boisson à Saïgon provient d'un puits spécial pour la caserne d'infanterie, d'un puits spécial pour l'hôpital et la caserne d'artillerie, d'un puits spécial pour le gouvernement, d'un certain nombre de puits pour le reste de la ville.

L'eau consommée en boisson dans les divers postes est ou bien de l'eau de pluie conservée dans des citernes parfaitement cimentées, ou bien de l'eau d'arroyo préalablement alunée ou passée au filtre Bourgoise ou même ayant parfois subi cette double manipulation.

M. Lapeyrère, pharmacien de première classe de la marine, a fait l'analyse chimique de l'eau de ces différentes provenances (*archives de méd. nav.* juin et juillet 1875). Le résultat obtenu par cet observateur, a été à peu près le même, à quelques traces infinitésimales près, à Saïgon et dans les divers postes. Partout quelques bulles d'air et d'acide carbonique, des sels (chlorures, carbonates, phosphates, sulfates, azotates) de potasse, chaux, fer, alumine, magnésie ; et des matières organiques de nature végétale (confervoïdes, masses gélatineuses granuleuses et plaques alguiformes jaunâtres non définies fournissant des traces de phosphates).

Faisons remarquer, et c'est là un point important, que M. Lapeyrère est absolument muet sur les germes animaux, malgré les échantillons nombreux et variés qui furent soumis à son examen.

Note. — M. Corroy nous a obligemment communiqué une analyse chimique de l'eau du puits de la citadelle faite en 1874 par M. Egasse, pharmacien de première classe de la marine, et qui ne diffère de celle de M. Lapeyrère que par quelques milligrammes, pour un litre, de substances qui sont d'ailleurs qualitativement les mêmes.

Nous savons, grâce aux recherches assez nombreuses auxquelles nous nous sommes livré dans ce but, que parmi les trois espèces d'helminthes cestoïdes spéciales à l'homme deux se rencontrent en Cochinchine; nous connaissons également les seules voies possibles d'introduction de ces animaux dans le tube digestif de l'homme; nous allons maintenant essayer de remonter à la source de chacune de ces espèces. Nous utiliserons, bien entendu, pour les besoins de notre thèse, les faits acquis à la science et les principales expériences connues.

I. *Origine présumée du ténia armé.* — Un peu d'historique nous semble ici nécessaire pour éclairer cette question.

Pendant longtemps on crut à la génération spontanée du ténia armé ou T. *solium,* comme à celle de tous les vers intestinaux. L'animalité des vers cystiques, une fois reconnue et démontrée par Étienne de Chartres (1668), Hartmann (1685), Tyson (1693), Malpighi (1697), Pallas (1787), etc., ce fut par la similitude de structure du cysticerque ladrique et du ténia solium que Steenstrup fut amené, il y a 40 ans à peine, à rapprocher deux individus regardés jusque-là comme tout à fait étrangers l'un à l'autre.

La théorie de la génération alternante énoncée ensuite par Steenstrup, Küchenmeister eut le mérite de concevoir le premier, et d exécuter des expériences en vue d'établir ce rapprochement. Ce savant observateur fut bientôt suivi dans cette voie par De Siebold et Leuckart qui ont attaché leurs noms à des expériences restées justement célèbres.

Il serait trop long de rapporter les premiers essais qui ont consisté à rendre ladres des cochons en leur faisant avaler des cucurbitains ou même de longs fragments de ténia ; mais il est intéressant de rappeler les expériences qui ont servi de contre-épreuve et qui ont consisté à communiquer le ténia à l'homme en lui faisant avaler des cysticerques ladriques.

Küchenmeister fait prendre à une femme condamnée à mort des scolex du cysticerque ladrique et à l'autopsie retrouve dans l'intestin de jeunes ténias déja fixés à la membrane muqueuse et en voie de produire leurs premiers anneaux.

Leuckart fait prendre quatre cysticerques de porc à un jeune homme paarfaitement sain qui trois mois et demi après le début de l'expérience, a rendu deux vers solitaires sous l'influence d'une double dose de kousso. M. Humbert, de Genève, cité par M. Bertholus, a tenté sur lui-même une semblable expérience qui a donné le même résultat.

Ces faits, que l'on peut appeler, si l'on veut, expériences de laboratoire, prouvent péremptoirement que les œufs de ténia solium, renfermés ou non dans les cucurbitains, font naître chez le porc le cysticerque ladrique et que le cysticerque ladrique avalé par l'homme lui donne le ténia solium. Cela est indiscutable ; mais, dans la pratique, les choses se passent-elles de la même façon ?.

Delpech a cité devant l'Académie de médecine deux faits bien remarquables. 1° Deux militaires mangent du porc cru ; l'un d'eux, ancien charcutier, s'aperçoit que la viande est ladre, mais les deux camarades n'en continuent pas moins leur repas, sans s'inquiéter de ce qui peut arriver. Quelque temps après, l'un d'eux rend des cucurbitains, puis de longs fragments d'un ténia dont il se débarrasse par un traitement approprié. 2° Le fils, âgé de cinq ans, de M. le Dr G... a été élevé par une femme qui lui a fait contracter l'habitude, qu'elle avait elle-même, de manger de la viande de porc crue. L'enfant, chose assez rare à son âge, est atteint du ténia solium que l'on expulse avec une émulsion de graines de citrouilles.

Ces exemples, que nous pourrions multiplier, prouvent suffisamment que le cysticerque ladrique soit ingéré directement, soit avalé avec la viande ladre, donne à l'homme le ténia solium.

Des faits de ladrerie humaine ont été souvent observés, et dans tous ces cas les cysticerques étaient des cysticerques armés. La ladrerie humaine ne diffère en rien de la ladrerie du porc. Un courageux expérimentateur, M. Redon, de Lyon, a voulu savoir si le cysticerque de l'homme ne pouvait pas produire le ténia armé. Dans ce but, il n'a pas hésité à avaler un cysticerque vivant trouvé sur un cadavre ; trois mois et demi après, il rendit un ténia armé.

Ainsi, le cysticercus cellulosœ que l'on trouve chez le porc et chez l'homme, donne, comme nous venons de le voir, le ténia solium. Mais des expérimentateurs l'ont trouvé également chez le sanglier, le singe, l'ours, le chien, le chevreuil, le rat. Nous pouvons donc dire que le ténia armé devra, dans certaines circonstances, être attribué à la viande ladre d'un ou de plusieurs de ces animaux. Ici l'on voit combien il doit être difficile à un moment donné de trouver parmi ces causes multiples la cause vraie du ténia armé ; la difficulté augmente encore, si l'on songe que le ténia solium peut être contracté en outre par l'intermédiaire de certains légumes et de certaines boissons.

Après cette longue digression historique et ces principes exposés, voyons quelle peut bien être la cause du ténia armé en Cochinchine.

Nous avons rapporté précédemment, quand il a été question des ressources alimentaires en Cochinchine, que M. l'Inspecteur des viandes de boucherie à Saïgon avait été plusieurs fois obligé de condamner de la viande de porc ladre. Il est permis de croire que les cas constatés, dont nous ne savons pas le nombre, puisqu'ils n'ont pas été enregistrés, n'atteignent pas le chiffre réel des cas de ladrerie porcine, car M. Corroy est obligé d'inspecter le porc vivant, vu la nécessité de l'abattage à une heure très-matinale, et ce n'est pas suspecter son savoir et son exactitude dans l'inspection que de supposer qu'un certain nombre de vésicules sublinguales ont échappé à son examen. Or le seul fait de la possibilité de mise en vente d'une pareille viande, suffit pour expliquer les quelques cas de ténia solium que l'on rencontre. Nous avons dit, il est vrai, plus haut, que les Européens mangent rarement de la viande de porc, mais ajoutons ici que quand ils en mangent, c'est précisément sous la forme la plus propre à donner le ténia, c'est-à-dire sous la forme de jambon et de boudin cru ou demi-cuit.

Tous les cas de ténia armé doivent-ils être attribués à l'ingestion de la viande de porc contaminée?

Le sanglier et le chevreuil sont les seuls animaux porteurs de cysticerques armés qui pourraient être incriminés. Or, non-seulement à la simple inspection, mais encore à l'examen microscopique, nous n'avons jamais trouvé de vésicule cystique chez ce gibier de choix. Tout en admettant la possibilité de la transmission du ténia armé par cette voie, il y a donc tout lieu de supposer que cette source d'alimentation est le plus souvent inoffensive.

Restent les boissons et les légumes. Nous verrons plus tard la part qu'on peut leur attribuer dans la transmission du ténia solium.

II. *Origine présumée du ténia mediocanellata.* — Les récentes discussions survenues à propos de l'origine et des transformations du ténia inerme, nous obligent à donner ici, comme pour le ténia solium, quelque peu d'historique.

C'est Küchenmeister, médecin à Zittau, qui, dans ces derniers temps, a différencié le ténia inerme du ténia que nous venons d'étudier, et lui a donné le nom de ténia mediocanellata. Jusque-là on l'avait pris pour une variété du ténia solium, ou pour un bothriocéphale, ou pour un ténia solium vieilli.

La présence du ténia mediocanellata constatée en Abyssinie, dans le nord de la Russie et chez les juifs, amena les savants à chercher à cette espèce de cestoïde une autre voie d'introduction que la viande de porc.

Ce fut Leuckart qui soupçonna que le cysticerque du

ténia inerme appartient à l'espèce bovine et qui se proposa
de le vérifier expérimentalement, encouragé d'ailleurs dans
ses projets par le Dr Huber, de Memmingen, et par le D[r]
Schmidt, de Strasbourg.

Dans sa première expérience (13 novembre 1861).
Leuckart administra à un jeune veau de quatre semaines
un long fragment de strobila mûr de ténia mediocanellata ;
huit jours après, il en administra un second fragment plus
court. Au bout de vingt-cinq jours, mort de l'animal. A
l'autopsie, kystes nombreux dans les muscles du cou et
de la poitrine, dans la capsule adipeuse des reins et les
ganglions lymphatiques. Ces kystes renfermaient tous une
petite vésicule claire qui par un examen approfondi, pouvait être regardée pour un jeune cysticerque différent du
cysticercus cellulosœ, cysticerque inconnu jusque-là.

Dans la deuxième expérience de Leuckart, un petit veau
reçut comme le précédent, vingt-cinq à trente anneaux de
ténia inerme ; dans la troisième semaine, ce veau devint
très-malade, mais il parvint à se rétablir. Le quarante-hui-
tième jour on lui enleva une portion du muscle sterno-mas-
toïdien dans laquelle on trouva une douzaine de kystes.
Les cysticerques qui s'y trouvaient avaient un scolex dève-
loppé, muni de quatre ventouses et dépourvues de couronne de crochets.

Les expériences de Mossler, de Spencer Cobbold et Si-
monds, citées par Davaine (*Dict. des sciences méd.*) don-
nèrent toutes des résultats analogues.

On en conclut immédiatement que le ténia inerme parvient dans l'intestin grêle à l'état de scolex, lequel est pro-
duit par un cysticerque dépourvu de crochets et très petit,

qui vit chez le bœuf. L'envahissement de l'homme par ce ténia fut attribué à l'usage que l'on fait de la chair de bœuf et à l'habitude que l'on a de la manger peu ou non cuite ; quant à la presque universalité du ténia inerme, on l'expliqua naturellement par l'usage presque universel de la viande de ce ruminant.

Cette doctrine, qui semblait donner entière satisfaction à l'esprit, régnait depuis longtemps, sans conteste, lorsque M. Mégnin vint, dans des publications justement retentissantes, saper par la base et ébranler tout cet édifice peut-être plutôt théorique que conforme à la réalité, malgré les cas de ladrerie bovine constatés en Algérie par MM. Cauvet et Arnould ; en Syrie, par M. Talairach ; aux Indes, par le Dr Oliver et autres.

Frappé de ce fait étrange, important au premier chef, que, d'une part, le ténia médiocanellata était signalé de tous côtés comme atteignant un chiffre toujours en croissance, envahissant même des contrées qui, pendant longtemps, en avaient été complètement ou à peu près complètement indemnes, que, d'autre part, il n'était que très rarement question de la constatation de la ladrerie du bœuf, M. Mégnin voulut voir par lui-même si le nombre des bœufs ladres correspondait en France au chiffre des ténias inermes annoncés.

« Inspecteur par quartier de l'abattoir militaire de Vincennes, M. Mégnin a pu faire des recherches sur une vaste échelle, puisqu'il examine par jour environ dix à douze bœufs. Or, pendant les années 1874-75-76, il a vu passer sous ses yeux les spécimens de toutes les races françaises ; *sur aucun d'eux il n'a constaté la présence de cysticerques.*

Pendant l'année 1878, en raison de l'abondance des fourrages, le bétail français ayant augmenté de prix, les fournisseurs durent se rabattre sur des animaux étrangers. C'est ainsi qu'à partir du mois d'avril jusqu'à la fin de septembre, ce sont les bœufs de Sardaigne, de l'Italie Centrale et surtout de l'Afrique, ainsi que les moutons de l'Herzégovine, de la Valachie, de la Bessarabie et même de la Perse, qui ont alimenté exclusivement la garnison de Paris et un grand nombre de garnisons du Centre et de l'Est. Pendant ce temps, rien qu'à l'abattoir de Vincennes, il a été sacrifié 250 bœufs de l'Italie centrale, 300 bœufs de Sardaigne et 500 bœufs d'Afrique. *Sur aucun*, malgré les recherches les plus minutieuses et poussé par un ardent désir de faire connaissance avec la ladrerie du bœuf, *M. Mégnin n'a pu trouver la trace d'un seul cysticerque.*

M. Mégnin conclut de ses recherches que la ladrerie est extrêmement rare chez le bœuf et que la viande de cet animal n'est peut-être pas la principale voie que prend le ténia inerme pour arriver dans nos intestins. » (Beauregard et Galippe, *guide de micrographie*).

Ce qui se passe à Paris, se passe également à Bordeaux. Le tableau que donne M. L. Baillet, dans son traité de l'inspection des viandes de boucherie, semble confirmer l'opinion de M. Mégnin. En effet pendant l'année 1874, sur 17,365 bœufs ou vaches abattus, M. Baillet, inspecteur des viandes de boucherie à Bordeaux, n'a pas trouvé un seul cas de ladrerie, tandis qu'il a fait soixante-dix-sept saisies pour phthisie tuberculeuse, péripneumonie, péritonite chronique et maigreur extrême.

Enfin, dans le midi de la France, en Provence (Ch.

Barnier, thèse Montpellier 1879), où le ténia inerme est devenu très fréquent, personne, que nous sachions, n'a signalé un seul cas de ladrerie bovine. Il est vrai, qu'en désespoir de cause, on accuse volontiers le bœuf de provenance algérienne. On a constaté deux fois la ladrerie du bœuf dans ce pays, donc tous ou presque tous les bœufs de ce pays sont ladres ! ! La conclusion n'est pas très rigoureuse. Cependant certains observateurs ne se sont pas contentés d'une explication aussi facile et ils ont cherché ailleurs une cause qu'ils ne trouvaient pas dans la viande de bœuf. C'est ainsi que l'eau et les légumes frais impurs ont été accusés de communiquer quelquefois le ténia inerme.

Suivant nous, dit Léon Colin, le ténia inerme pénètre dans le tube digestif aussi bien par l'intermédiaire de l'eau de consommation que par celui des aliments solides. (Traité des malades épidemiques). On a remarqué au Sénégal, dit Bérenger-Féraud, que le parasite est commun là où l'on fait usage de l'eau de rivière ou de mare, très rare au contraire là où l'on ne consomme que de l'eau de puits.

M. Foiret, médecin principal de la marine, voyant les militaires du poste de Hanoï (Tonquin) atteints de ténia, tandis que ceux du poste Haïphong en étaient complètement exempts, écrit : « Ces particularités me paraissent équivaloir à un acte formel d'accusation contre l'eau qui se boit continuellement à Hanoï, à savoir l'eau du fleuve Rouge prise assurément à une hauteur où le flot ne parvient plus, mais où elle charrie déjà des détritus organiques de toute sorte et parmi eux sans doute des œufs d'helminthes (arc. de méd. nav. 79).

Accuser l'eau de boisson et les légumes frais impurs de communiquer quelquefois le ténia inerme, c'est supposer que des cysticerques, ou des débris de cysticerques, ou simplement des œufs, peuvent être avalés, grâce à ces intermédiaires, et continuent leur évolution dans le tube digestif de l'homme.

De semblables affirmations soulèvent un très grave problème, celui de la possibilité du développement complet du ténia, depuis l'état d'embryon jusqu'à celui de ver rubané, chez un seul et même animal.

Tout le monde connaît la lutte entreprise par M. Mégnin pour faire adopter une solution dans le sens de l'affirmative ; mais la riposte de ses contradicteurs nombreux n'est pas moins connue.

Pour M. Mégnin, les migrations du ténia ne sont pas nécessaires à l'évolution complète du parasite. Un œuf de ténia peut subir les différentes phases de son évolution dans l'intestin d'un même animal. C'est le milieu dans lequel pénètre l'œuf qui décide de son évolution ultérieure. L'œuf qui pénètre dans le muscle, dans le foie, s'enkyste et devient un cysticerque ou un échinocoque. Celui qui se développe dans un follicule de l'intestin, peut subir son évolution de l'état d'œuf à l'état rubanaire, sans l'intermédiaire d'une migration dans un autre organisme. Cette affirmation est basée sur deux faits :

1° L'existence simultanée de kystes à échinocoques et d'un ténia inerme (t. *perfoliata*) sur l'intestin du cheval.

2° L'existence, à l'état libre, dans la cavité péritonéale des lapins sauvages, d'un ténia à l'état strobilaire, ténia inerme (t. *pectinata*), identique au *ténia serrata* du chien.

Les ténias inermes que M. Mégnin a retrouvés sur la muqueuse intestinale du cheval et dans le péritoine du lapin, ont, d'après lui, pour origine des cysticerques et des œufs qui, développés par migration sur des carnassiers auraient donné naissance à des ténias armés : le ténia echinococus et le ténia serrata du chien (voir Masse, association française pour l'avanc. des sc. *Congrès de Montpellier*).

Voici, en substance, ce que répondent les contradicteurs de M. Mégnin, tout en regardant sa théorie comme fort ingénieuse et très-commode pour expliquer certaines lacunes dans l'histoire des ténias. Si le ténia inerme subissait toutes les phases de son développement dans l'intestin de l'homme, n'aurait-on pas trouvé quelquefois à l'autopsie des tumeurs kystiques révélant ce développement sur place? M. Mégnin a constaté ce fait chez le cheval, mais nous attendons la confirmation de pareille évolution chez l'homme. »

Qu'on nous permette ici quelques réflexions. Cette objection des contradicteurs de M. Mégnin n'est, en somme, qu'une prudente réserve, et il ne nous paraît pas impossible d'y répondre, en nous tenant exclusivement sur le terrain physiologique.

« La vésicule, dit Davaine, est la partie fondamentale du ver cystique. Elle n'est point un appendice plus ou moins inutile du scolex; elle n'est point produite par lui, ni simultanément avec lui. La vésicule apparaît avant tout autre organe dans l'évolution du ténia; c'est d'elle que procèdent les premiers rudiments de la tête, et plus tard l'appendice plus ou moins long qui la supporte. Ce fait se

constate avec évidence sur les vers vésiculaires polycé-
phales... Le rôle de la vésicule, par rapport au scolex,
peut donc être comparé à celui du blastoderme par rapport
à l'embryon. La vésicule blastodermique apparaît d'abord,
l'embryon s'en dégage et se développe, puis, lorsque le
fœtus est constitué, la vésicule primordiale, avec toutes ses
dépendances, se détruit ; de même la vésicule primordiale
de ténia donne naissance au scolex et se détruit lorsque
celui-ci est appelé à vivre dans de nouvelles conditions »
(Davaine. *Dict. des sc. méd.*).

Nous pouvons continuer la comparaison : chez l'homme,
dans les premiers temps de la vie embryonnaire, le sang
n'existe pas encore, il n'y a pas de connexions entre l'ovule
et l'utérus, et l'ovule se nourrit : 1o par simple imbibition,
aux dépens des matières solides et albumineuses dont il
s'est entouré à son passage dans la trompe, ou qu'il trouve
sur la surface de la muqueuse utérine ; 2o en utilisant les
matériaux nutritifs de la masse vitelline. Ainsi, du moins,
se passent les choses dans les cas d'évolution normale.
Mais il arrive quelquefois, par exemple dans certains cas
de grossesse extra-utérine, que l'embryon se développe simplement aux dépens des matériaux nutritifs de la masse
vitelline, dans des cavités qui ne sont nullement destinées
à le recevoir ; pourquoi l'embryon du ténia, en suppo-
sant, ce qui n'est pas démontré, qu'il est absolument égaré
dans l'intestin de l'homme, ne se contenterait-il pas, pour
vivre et évoluer dans cette cavité du simple contenu vésiculaire ? L'embryon de ténia ne nous paraît pas si difficile
sur son milieu d'élection en vue de son futur développement, puisqu'il évolue, en partie au moins, indifféremment

dans des organes essentiellement dissemblables tels que le foie, le cœur, le péritoine, la capsule rénale, etc. Le tube digestif serait donc à peu près le seul milieu incompatible avec son développement vésiculaire ?

On n'en a, il est vrai, encore jamais trouvé à cet état dans l'intestin de l'homme, tandis qu'on en a plusieurs fois rencontré dans ses muscles et autres organes (cas de Broca, Henrot, Vallin, Féréol) : mais ce défaut de constatation ne tient-il pas à un fait bien simple, à savoir qu'on n'a jamais fait de recherches spéciales pour l'y trouver, ou du moins qu'on s'y est pris trop tard pour pouvoir l'y observer ?

La vésicule embryonnaire qui a pénétré dans les organes parenchymateux de l'homme est bien obligée de s'y enkyster, puisqu'elle ne peut achever son développement dans un tel milieu, et on l'y trouvera longtemps encore après qu'elle y sera parvenue, puisqu'elle ne peut pas en sortir ; mais cette même vésicule ne trouve-t-elle pas des conditions toutes différentes dans l'intestin et ne se rompra-t-elle pas le plus rapidement possible, sous l'action des sucs digestifs, pour permettre à l'embryon d'arriver sans retard à l'état parfait, c'est-à-dire à l'état rubanaire ?

Nous résumerons ainsi notre modeste opinion : « Donner des œufs de ténia à un condamné à mort, faire l'autopsie à temps, et l'on pourra vaisemblablement trouver chez l'homme ce que M. Mégnin a trouvé chez le cheval. »

Là en est aujourd'hui la question. Comme on le voit, « *Adhuc sub judice lis est.* »

Voyons maintenant ce qui se passe en Cochinchine.

Nous avons dit plus haut que M. Corroy, inspecteur des viandes de boucherie à Saïgon, depuis huit ans qu'il visite l'abattoir, n'a pas trouvé un seul grain de ladre dans la viande de bœuf. Or, depuis huit ans, près de cinquante mille bœufs ou vaches ont été abattus pour l'administration et pour la Ville. Pendant ce même laps de temps, sept cents cas de ténias environ ont été constatés à l'hôpital de la marine seulement, dont plus de six cents devaient appartenir à l'espèce ténia médiocanellata, si nous en croyons la proportion que nous avons obtenue d'après nos recherches. Est-il admissible que les six cents cas sus-cités doivent être attribués à la viande de bœuf ladre et que la ladrerie du bœuf ait toujours été méconnue? Une pareille hypothèse n'est pas soutenable.

Tous les cas de ténia inerme rapportés ici ont été observés, soit à l'hôpital de la marine à Saïgon, soit dans les ambulances des divers postes, c'est-à-dire pour la plus grande partie chez des militaires. Or, M. Léon Colin n'explique-t-il pas précisément la rareté relative du ténia dans l'armée par ce fait que nos soldats ne mangent que de la viande toujours très cuite?

Une remarque importante, c'est qu'en Syrie où l'on a constaté la ladrerie du bœuf, on a eu affaire à de vérita-bles épidémies de ténia inerme. Telle, l'épidémie du Du-couédic, à Beyrouth, signalée par M. Talairach et citée à l'Académie de Médecine par M. Rochard. Telle, l'épidémie de la campagne de Syrie où plus du dixième de l'effectif du corps expéditionnaire, fut atteint. Mais en Cochinchine, on n'a jamais constaté pareille chose. Les cas de ténias y sont nombreux, il est vrai ; mais ils se présentent successi-vement et jamais par poussées épidémiques.

Pour toutes ces raisons, nous ne pouvons admettre que

la viande de bœuf soit la cause ordinaire de propagation du ténia inerme dans notre colonie.

Voyons si l'eau de boisson peut être incriminée. Nous avons indiqué précédemment sa provenance et le résultat de son examen chimique par M. Lapeyrère. Ajoutons qu'à Saïgon le service des vidanges se fait admirablement bien et que les matières fécales déposées dans des tinettes que l'on remplace d'une façon fort régulière, sont trans- portées *en dehors* de la ville dans un vaste dépotoir dont nous aurons bientôt l'occasion de parler.

De cette façon, non-seulement la ville est à l'abri d'odeurs désagréables et malsaines, mais encore ses sour- ces n'ont rien à craindre des infiltrations impures qui trop souvent rendent l'eau dangereuse. Avec de pareilles condi- tions, il n'est nullement étonnant que M. Lapeyrère n'ait pas trouvé d'œufs de ténias dans les puits qui servent à l'alimentation journalière de Saïgon, et si par hasard un embryon de cestoïde venait à tomber sous le champ d'un microscope dans une analyse d'eau, le fait pourrait, cro- yons-nous, être regardé comme absolument isolé et fortuit. Aussi, nous n'hésitons pas à affirmer que l'eau de bois- son n'est point la voie que suit généralement le ténia inerme pour arriver dans l'intestin de l'homme.

Ayant éliminé la viande de bœuf et l'eau de boisson d'une façon à peu près complète, il ne nous reste plus qu'une classe d'aliments, les légumes frais, pour expli- quer les nombreux cas de ténia inerme que l'on trouve en Cochinchine.

Si nous nous reportons à ce que nous avons dit sur la provenance des légumes à Saïgon, nous voyons que les jardins potagers qui bordent la route haute de Saïgon à Cholon et qui prennent chaque jour de l'extension, sont arrosés avec les matières fécales que nous savons être déversées dans un dépotoir en dehors de la ville. Or, les matières fécales d'individus atteints de ténia, contiennent, comme l'on sait, une très grande quantité d'œufs d'helminthes, et ces œufs peuvent résister très longtemps à une complète destruction. Le dépotoir recevant par an les selles d'une centaine d'individus atteints de ténia, il est aisé de concevoir la quantité prodigieuse d'œufs que doit renfermer un pareil réservoir. Dire que c'est à cette source d'engrais que l'on puise pour arroser les légumes qui doivent paraître plus tard sur nos tables, n'est-ce pas indiquer la voie facile que suit le ténia inerme pour arriver dans l'intestin de l'homme ?

Plusieurs remarques nous confirment dans cette opinion que c'est bien là la cause de propagation du ténia mediocanellata dans notre colonie.

1° Rare au début de la conquête et pendant un certain nombre d'années, ce cestoïde n'est devenu fréquent qui depuis quelque temps, depuis précisément que la culture maraîchère a pris de l'extension dans les environs de Saïgon. Est-ce simple coïncidence ? 2° Le nombre des cas observés à Saïgon et dans les postes n'est nullement proportionnel à l'effectif de chacun de ces endroits. Ne doit-on pas attribuer cette différence à ce que l'on est soumis à l'action des légumes impurs seulement à Saïgon, et mettre les quelques cas des postes sur le compte de l'importation, vu le fréquent renouvellement des troupes qui y font le service ?

Pour toutes ces raisons, nous sommes d'avis que les légumes frais impurs sont, vraisemblablement en Cochinchine, sinon la seule, au-moins la principale voie suivie par le ténia médiocanellata pour arriver dans l'intestin de l'homme.

TRAITEMENT SUIVI ET PROPHYLAXIE ADOPTÉE EN COCHINCHINE

NOUVELLES MESURES PROPHYLACTIQUES PROPOSÉES

Les fleurs de kousso et l'écorce de racine de grenadier ont pendant très-longtemps été les seuls ténifuges employés à Saïgon. Les résultats obtenus avec ces remèdes ont toujours été satisfaisants, et les feuilles de clinique n'enregistrent qu'un petit nombre d'insuccès. On s'est adressé à l'un ou à l'autre de ces anthelminthiques à peu près indifféremment et le médecin qui se trouvait en face d'un cas de ténia n'a vraisemblablement prescrit tel ou tel que parce qu'il avait l'habitude de le prescrire.

Plusieurs fois cependant l'émulsion de graine de courge a été administrée, sans doute parce qu'on avait affaire à des malades délicats auxquels il répugnait de prendre la macération de kousso, ou qui reculaient devant l'horrible saveur de la décoction de racine de grenadier. C'est surtout avec et médicament qu'on a éprouvé des insuccès.

Au commencement de 1881, M. le Dr Dugé de Bernonville, chef du service de santé en Cochinchine, fit venir de France cinquante doses de pelletiérine de Tanret, dans le but d'expérimenter ce nouvel alcaloïde. L'essai fut fait et le succès fut complet. Les malades prirent ce remède avec la plus grande facilité, quelques uns éprouvèrent bien de légers vertiges, mais ils ne s'en plaignirent pas, ne trouvant pas désagréables de pareilles sensations.

Faisons remarquer que ce dernier médicament a réussi également contre le ténia armé et contre le ténia inerme.

Comme on le voit, les helminthes cestoïdes de l'homme sont facilement expulsés grâce aux précieux et puissants moyens dont on dispose, mais la thérapeutique vraiment pratique ce n'est pas celle qui nous délivre d'un hôte incommode et dangereux avec plus ou moins de facilité, c'est celle qui nous préserve de l'envahissement même de cet hôte. Pénétrée de cette vérité, la municipalité de Saïgon, comme celles de Bordeaux, de Lyon, de Paris, etc., etc. subventionne un inspecteur des viandes de boucherie, qui arrête à l'abattoir même celles compromettantes pour la santé publique.

Au lieu de prendre pour inspecteur, comme cela se passe trop souvent en France, le premier venu, un homme plus ou moins en faveur, heureux de toucher la subvention, mais n'offrant aucune garantie de compétence, l'administration saïgonnaise s'est montrée intelligente et sage en confiant ce poste important à un homme du métier, à un vétérinaire de notre armée. Cependant, quel que soit le zèle avec lequel un inspecteur accomplisse ses fonctions, quelqu'habile qu'il soit, il est impossible qu'il ne lui arrive de temps en temps de laisser passer une viande insalubre. La ladrerie, en particulier, est une affection qui peut échapper au plus fin observateur. C'est aux habitants qui ont à cœur de se préserver de toute espèce de chance de contracter le ténia, et qui savent que la ladrerie existe, de ne jamais manger que de la viande suffisamment cuite.

Ces dernières précautions même étant prises, les mesures

prophylactiques adoptées à Saïgon sont-elles suffisante s
Nous ne le pensons pas.

On aura beau, en effet, soumettre les viandes de boucherie à l'examen le plus scrupuleux du plus scrupuleux
inspecteur, on aura beau les faire cuire jusqu'au point de
les carboniser, on n'empêchera jamais le ténia inerme d'arriver dans l'intestin de l'homme par la voie qu'il suit de
préférence, par les légumes frais impurs.

Il s'agit donc ou de débarrasser complètement les légumes frais des œufs de ténias qu'ils peuvent recéler dans
chaque anfractuosité, ou bien d'empêcher les œufs de ténias
d'arriver jusque sur ces légumes.

Dans le premier cas, nous ne voyons d'autre moyen que
le lavage à grande eau tel qu'il se pratique, et, par con-
séquent, nous en reconnaissons l'insuffisance, bien que ce
soit une excellente précaution.

Reste le second cas. Il est bien un moyen radical qui
atteindrait sûrement le but que nous indiquons, ce serait
de défendre d'arroser les légumes avec le contenu du dépotoir ; mais ce remède serait pire que le mal, car il prive-
rait les Européens d'aliments absolument indispensables en
Cochinchine. Nous ne pouvons donc le proposer.

Il est un second moyen qui malheureusement ne nous
paraît pas plus pratique que le premier, à cause des gra-
ves inconvénients qu'il pourrait faire naître, ce serait de
soumettre les matières du dépotoir à une température
assez élevée pour tuer tous les œufs des diverses espéces de
cestoïdes. Nous ne pouvons donc pas davantage le préco-
niser.

Mais il en est un troisième qui nous semble d'une application facile et qui n'atteindrait pas moins sûrement que les précédents le but cherché.

Ce moyen consisterait à verser dans le dépotoir une matière toxique à laquelle ne pourraient résister les œufs d'helminthes. Or, nous connaissons une substance à bon marché, facile à se procurer, incapable de détériorer des matières destinées à l'engrais, qui remplirait admirablement cet office : cette substance, c'est l'ammoniaque.

L'ammoniaque est un réactif puissant et merveilleux qui, d'après les observations de Pelletan et autres (Voir Beauregard et Galippe. *Guide de micrographie*), a la propriété de s'attaquer aux germes animaux pour les tuer et les dissoudre, sans endommager le moindrement les germes végétaux, ou du moins en se contentant d'arrêter leurs mouvements. Quoi de plus précieux qu'un pareil agent pour le cas qui nous occupe ?

Soumises à l'action de l'ammoniaque, non-seulement les matières du dépotoir ne seraient pas détériorées, non-seulement seraient détruits les germes animaux, y compris bien entendu les œufs de ténia qu'elles contiennent et qui les rendent dangereuses, mais encore ces matières y gagneraient l'adjonction d'une certaine quantité d'azote dont on sait toute la valeur en horticulture ! C'est là, ce nous semble, un moyen qu'on ne saurait trop prendre en considération.

Voici comment nous comprenons la mise en pratique de ce moyen prophylactique nouveau. Il s'agirait d'imiter en petit ce qui se passe en grand à la papeterie d'Essonnes, près Paris. Précisons. L'usine d'Essonnes, depuis trois ans, avec un plein succès, rend réellement clarifiés à la rivière du même nom les dix mille mètres cubes d'eau qu'elle emploie journellement, en même temps qu'elle isole les boues qui en proviennent et les livre à l'état solide à l'agriculture du voisinage.

Le système matériel employé à cet usage se compose de deux parties correspondant à deux phases bien distinctes des opérations.

1° Une série de bassins parfaitement étanches, destinés à la décantation proprement dite des eaux sales ;

2° Une série de bassins à fond perméable, construite parallèlement à la première, sur un plan inférieur, et destinée à l'égoutage des boues provenant de la décantation.

Voici la marche des opérations (tous ces détails sont extraits d'un article de M. Aubry-Vitet sur les égouts de Paris. *Revue des Deux-Mondes,* 1ᵉʳ octobre 1880). Les eaux sales de l'usine sont réunies dans un canal unique de 0^m, 50 à 0^m, 60 de largeur. Le long de ce petit canal et le surplombant est disposée une série de cuviers circulaires. Ces cuviers contiennent de l'eau de chaux dont la propriété bien connue est d'assurer la précipitation des matières organiques, et qui, expérience faite, a paru remplir ce but à moins de frais et peut-être plus promptement que le sulfate d'alumine.

Ils sont munis d'agitateurs qui maintiennent le lait de chaux constamment en suspension, et de robinets jaugés qui permettent de l'introduire régulièrement, en assez faible proportion (200 à 250 gr. de chaux par m. c. d'eau), dans le courant d'eau sale qui passe au pied de la batterie de cuviers. Quelques remous provoqués dans le conduit par de petits obstacles artificiels, opèrent immédiatement le mélange parfait de l'alcali avec les eaux sales. Il est important d'ajouter qu'aussitôt additionnées ainsi de lait de chaux, ces eaux perdent presque complètement toute odeur et n'offrent plus le moindre danger d'exhalaisons nuisibles.

Nous résumons pour le reste de l'opération. Après un court trajet dans le conduit, les eaux, ainsi préparées, vien-nent se distribuer dans les bassins de décantation. La vitesse d'écoulement de l'eau dans ces bassins est imperceptible, à peine un millimètre par seconde, de sorte que la précipitation s'opère aussi bien que si l'eau était complètement dormante. A l'extrémité de chaque bassin est ménagée une soupape qu'on lève et par laquelle on fait aisément passer la boue très liquide encore dans un bassin inférieur, le bassin d'égoutage. Aussitôt la boue écoulée dans ce second bassin, on remet en fonction le bassin supérieur.

Au bout de deux ou trois jours, on voit la boue remplissant le bassin d'égouttage prendre de la consistance et se fendiller. Au bout d'une semaine, elle a pris assez de consistance pour se découper à la pelle. On fait alors entrer dans le bassin un tombereau ou wagonnet ; en quelques heures le bassin égoutteur est vide et prêt à recevoir immédiatement une nouvelle charge.

Les boues égouttées, chargées dans les wagonnets à l'état de grosses mottes, sont transportées à peu de distance dans un chantier découvert où elles achèvent de se sécher à l'air, sans répandre d'ailleurs autour d'elles la moindre odeur, etc.

Telle est l'installation de la papeterie d'Essonnes. Ce n'est point évidemment ce que nous demandons pour Saïgon où les opérations n'auraient qu'une bien modeste importance. Une sorte de miniature de ce qui se passe à l'usine en question suffirait largement aux besoins de la capitale de la Cochinchine. La seule modification qu'il y aurait à apporter à cette installation réduite, serait de prolonger un peu la rigole d'accès afin de laire précéder les cuviers d'eau de chaux de petits barils remplis d'une solution d'ammoniaque.

Il y aurait peut-être lieu aussi d'étendre d'une certaine quantité d'eau les matières devant être soumises à l'épuration, mais c'est là une question de détail facile à régler au moment de l'opération et que nous ne pouvons traiter ici.

Réduite à de semblables proportions, une pareille installation serait facile et peu coûteuse. Quant à son fonctionnement, point ne serait nécessaire qu'il fût continu ; il suffirait qu'on opérât au fur et à mesure des besoins.

Si cette nouvelle mesure prophylactique, que nous proposons, était adoptée à Saïgon, les habitants de la ville et même de toute la Cochinchine verraient disparaître à peu près complètement les nombreuses chances qu'ils ont de contracter le ténia, et, de plus, les voyageurs de Cholon à Saïgon n'auraient plus à souffrir de l'odeur infecte qui se dégage surtout le soir des potagers bordant la route.

Il y a là une double question d'hygiène qui mériterait une étude sérieuse de la part de la municipalité de Saïgon et du gouvernement de la Cochinchine.

CONCLUSIONS

Notre colonie de l'Extrême-Orient n'est point, comme on l'avait laissé à entendre, à l'abri des atteintes des cestoïdes, on y trouve au contraire deux des trois espèces spéciales à l'homme et leur nombre va croissant depuis un certain nombre d'années.

La ladrerie du bœuf n'a pas été rencontrée en Cochinchine, au moins depuis huit ans ; plusieurs fois on y a trouvé le porc ladre.

Le ténia inerme suit vraisemblablement la voie des légumes frais impurs pour arriver dans l'intestin de l'homme.

Le tannate de pelletiérine est un remède souverain aussi bien contre le ténia armé que contre le ténia médiocanellata.

Les mesures prophylactiques adoptées en Cochinchine sont insuffisantes et doivent être complétées.

Ces diverses propositions découlent, ce nous semble, du présent travail que nous avons l'honneur de soumettre à l'appréciation de nos juges.

TABLE DES MATIÈRES

Imprimerie A. DERENNE, Mayenne. — Paris, boulevard Saint-Michel, 52.

9 782019 645519